T0156478

Quand on a faim,
il faut manger

Quand on a faim, il faut manger

il faut manger

Une approche sans régime pour maigrir et optimiser son entraînement

NATHALIE PLAMONDON-THOMAS

iUniverse, Inc.
Bloomington

Quand on a faim, il faut manger
Une approche sans régime pour maigrir et optimiser son entraînement

Traduction de *When You're Hungry, You Gotta Eat* par Mario Plamondon

www.dnalifecoaching.com
www.dnacoachdevie.com

Pour commander un livre iUniverse, s'adresser à un libraire ou communiquer avec :
iUniverse
1663 Liberty Drive
Bloomington, IN 47403
www.iuniverse.com
1-800-Authors (1-800-288-4677)

ISBN: 978-1-4759-4701-4 (sc)
ISBN: 978-1-4759-4702-1 (ebk)

Imprimé aux États-Unis d'Amérique

Date de révision par iUniverse : 08/30/2012

Table des matières

Introduction

Dans ce livre, vous apprendrez à atteindre votre poids idéal. La réussite commence à l'instant où vous comprenez la façon dont votre cerveau traite l'information liée à la faim et que vous centrez votre attention sur les aliments que vous pouvez manger lorsque vous avez faim. En adoptant une approche sans régime et en apprenant comment fonctionne votre corps, vous serez en mesure :

- d'incorporer effectivement l'exercice physique à votre vie;
- de reconnaître les aliments à éviter, d'une part, et ceux qu'il convient d'adopter, d'autre part;
- de brûler davantage de calories sans modifier radicalement vos habitudes;
- de manger quand vous avez faim tout en maintenant un poids santé.

Tout en répondant en termes simples aux questions fréquentes, *Quand on a faim, il faut manger* explique les frustrations et les confusions qui entourent la nutrition et l'exercice physique. Dotez-vous des connaissances dont vous avez besoin pour perdre du poids et entreprendre une vie meilleure et plus longue. À cet égard, la première leçon à apprendre est celle-ci : *quand on a faim, il faut manger.*

Ce livre a été rédigé dans le but de vous fournir les renseignements qui vous permettront de trouver vous-même les réponses à vos questions. Il vise également à vous rappeler des connaissances que vous possédez déjà et à vous motiver à faire ce qu'il convient le mieux de faire.

Je ne suis ni diététicienne, ni docteure, ni nutritionniste. Rappelez-vous que c'est moi qui parle, et je ne prétends pas tout savoir. Mais je suis curieuse, l'alimentation me passionne et je veux toujours en apprendre davantage.

Un jour, quelqu'un m'a dit : « Savoir et ne pas appliquer ce que l'on sait équivaut à ne rien savoir du tout ».

1

Test de connaissances sur les mythes entourant les régimes et l'exercice physique

« Une information sans cesse répétée a tendance à être assimilée à une *vérité*. »

Voyons si cette observation s'applique à nos connaissances sur la santé et la nutrition.

Le test de connaissances présenté dans ce chapitre vise à introduire la matière que j'aborderai dans ce livre.

Les réponses à certaines questions peuvent être vraies ou fausses, ou les deux. N'hésitez pas à cocher les deux cases au besoin. Ce test de connaissances vise à vous faire prendre conscience qu'il existe une multitude d'études, de théories, de faits et de mythes sur les régimes et l'exercice physique. Il en résulte des affirmations que nous entendons constamment. En fait, ces affirmations servent de point de départ à la matière qui sera abordée dans le reste du livre.

Alors, faites le test maintenant. Voyons comment vous vous en tirerez.

Allez-y, répondez aux questions, puis vérifiez vos réponses aux pages suivantes.

N°	Affirmation	VRAI	FAUX
1	Il n'y a pas de mal à s'entraîner le ventre vide, à condition que ce soit le matin.		
2	Le thé et le café entrent dans le calcul du nombre de verres d'eau que je dois consommer chaque jour.		
3	Si je ne me suis jamais entraîné et que je veux perdre du poids, je dois commencer par faire de l'exercice *et* réduire la quantité de calories que j'absorbe.		
4	Pendant l'exercice physique, les barres de céréales et les barres de fruits sont préférables aux boissons pour sportif.		
5	Le bœuf haché extra-maigre contient moins de gras que la dinde hachée.		
6	Une portion de viande correspond à la taille d'un jeu de cartes.		

7	Les glucides se transforment en énergie, les protéines en muscles et les gras en graisses.		
8	La volonté demeure le meilleur moyen de résister aux tentations.		
9	Les papilles gustatives sont à l'origine des fringales.		
10	La majorité des calories absorbées par le corps sont brulées par l'activité physique.		
11	S'ils sont faibles en gras, les aliments ne feront pas engraisser.		
12	Une consommation quotidienne de noix peut favoriser la perte de poids.		
13	Le sucralose (Splenda), le glucose, l'aspartame et le sirop de maïs leurrent le cerveau en prolongeant la sensation de faim.		
14	Pour perdre du poids, l'entraînement musculaire est préférable à l'entraînement cardiovasculaire.		
15	Le pain multi-grains est préférable au pain à grains entiers en raison de la variété des grains.		

16	Une huile d'olive *légère* est préférable à une huile d'olive ordinaire.		
17	Plus courte est la liste des ingrédients figurant sur un emballage, meilleur est le produit pour la santé.		
18	Il n'est pas déconseillé de manger entre les repas.		
19	Une collation qui contient moins de 100 calories est bonne pour la santé.		
20	Tous les types de cholestérol sont mauvais.		

Réponses

1. *Il n'y a pas de mal à s'entraîner le ventre vide, à condition que ce soit le matin.*

FAUX

Il n'est jamais bon de s'entraîner l'estomac vide. Votre corps a besoin d'énergie pour être en mesure de produire les résultats recherchés lorsque vous faites de l'exercice. Nous verrons dans ce livre ce qu'il importe de manger avant, pendant et après l'entraînement. Vous apprendrez comment vous alimenter au moins deux heures avant un exercice cardio-vasculaire et une heure avant l'entraînement physique. Par contre, que devez-vous faire si votre entraînement est à 6 h le matin? Il n'est pas pratique de se lever à 4h dans le simple but de manger. Que faire dans ce cas? Buvez beaucoup d'eau ou peut-être même une boisson énergétique/fouettée avant la séance. Idéalement, nourrissez-vous d'aliments liquides plutôt que solides. Nous proposerons de meilleures options plus loin.

2. *Le thé et le café entrent dans le calcul du nombre de verres d'eau que je dois consommer chaque jour.*

VRAI mais ...

Voici mon avis sur la question à savoir si le café, le thé et les boissons gazeuses comptent dans la quantité d'eau que doit consommer quotidiennement une personne. En fait, ces boissons ne devraient pas être prises en compte dans le calcul de notre apport en eau parce qu'elles contiennent toutes de la caféine, qui est un diurétique naturel. Les diurétiques accélèrent le processus de déshydratation. Selon les recherches, cependant, il est vrai que, sur le plan de l'hydratation, toutes les boissons liquides se valent lorsqu'il est question de déterminer la quantité de huit à dix verres d'eau que nous devons boire quotidiennement. Vus sous cet angle, les boissons de caféine, les jus, les boissons gazeuses et les autres boissons entreraient également en ligne de compte. Du strict point de vue de l'hydratation, ce calcul tombe sous le sens. Partant de là, par contre, si vous pensez que ces boissons sont bonnes pour la santé, vous vous trompez, car c'est complètement absurde. Les boissons gazeuses sont chargées de sucre et celles de type « diète » sont pires encore. En outre, faites preuve de circonspection avec les boissons gazeuses et les jus parce que vous risquez de prendre accidentellement la totalité de votre apport quotidien en calories dans ces boissons. Ne buvez pas vos calories; mangez-les!

3. Si je ne me suis jamais entraîné et que je veux perdre du poids, je dois commencer par faire de l'exercice et réduire la quantité de calories que j'absorbe.

FAUX

Surprise! Je vous ai piégé ici. Nous savons tous que la nutrition et l'exercice sont les deux éléments qui favorisent la perte de poids. Mais la ruse dans cette question est la partie « *je ne me suis jamais entraîné* ». Supposons que vous ne vous êtes jamais entraîné et que votre apport calorique est de 2 000 calories par jour. Vous faites une séance d'entraînement qui vous permet de dépenser 500 calories, *puis* vous retranchez 500 calories de votre alimentation, de telle sorte qu'il ne vous reste plus que 1 000 calories pour alimenter votre journée entière! C'est nettement insuffisant. Vous serez fatigué et il vous manquera des calories pour bien performer pendant votre entraînement. Vous détesterez l'exercice physique et abandonnerez très vite. C'est pour cette raison que nous voyons tant de gens hyper-motivés commencer à s'entraîner tout en réduisant leur consommation de calories, mais qui abandonnent quelques semaines plus tard parce qu'ils sont épuisés et que leurs séances d'entraînement ne donnent pas les résultats escomptés. Parce que nous nous entraînons, nous devons nous assurer d'avoir une saine alimentation en même temps. Mais ça, c'est une autre histoire. L'autre leçon que nous pouvons tirer de cette question, c'est que, pour réussir, il est important de n'aborder qu'une seule chose à la fois, jusqu'à en faire une habitude, avant de s'attaquer à autre chose, jusqu'à ce que là encore l'habitude s'installe, puis à une autre, et ainsi de suite. Certaines personnes y vont à fond de train! Elles commencent à s'entraîner, *puis* réduisent les calories de leur alimentation avant de cesser de fumer, de déménager, de divorcer, de changer d'emploi et... de faire une dépression! Une étape à la fois, les amis.

4. Pendant l'exercice physique, les barres de céréales et les barres de fruits sont préférables aux boissons pour sportifs.

FAUX

Pendant une séance d'entraînement, on ne devrait pas mastiquer. Il n'est pas vraiment recommandé de consommer des aliments solides pendant l'exercice. Il est préférable de prendre des boissons, qui sont plus faciles à assimiler pour le système. Mais quels types de boissons? Que penser de ces boissons pour sportifs, chargées de sucre? Sont-elles bonnes pour la santé? L'objectif de ces boissons est de vous procurer les électrolytes et les minéraux (sel) que vous éliminez pendant votre entraînement. Personnellement, j'utilise l'eau de noix de coco, qui renferme des électrolytes naturels. Encore une fois, la vigilance est de mise, car ce ne sont pas toutes les marques d'eau de noix de coco qui conviennent. Certaines sont elles aussi bourrées de sucre. Lisez la liste des ingrédients.

5. *Le bœuf haché extra-maigre contient moins de gras que la dinde hachée.*

VRAI

Encore une fois, je vous ai piégé ici. La vraie réponse, la voici : nous ne le savons pas. En fait, nous ne savons pas quelle partie de la viande a été hachée. Le bœuf haché a été inventé il y a longtemps. Puis a suivi le bœuf haché extra-maigre ou maigre, viande de laquelle on a enlevé un peu de gras. Or, il est clair dans notre esprit que la dinde et le poulet sont des viandes plus maigres que le bœuf. Cependant, lorsqu'il est question de viande hachée, peut-on parler de poulet haché extra-maigre ou de dinde hachée extra-maigre? Croyez-vous que le boucher utilise de belles poitrines de poulet et la meilleure partie du poulet ou de la dinde pour fabriquer sa viande hachée? Ce que j'essaie de dire, c'est ceci : ne pensez pas que vous mangez un aliment sain parce que vous achetez du poulet haché plutôt que du bœuf haché. Méfiez-vous des autres parties qui ont été larguées dans le malaxeur. Je suis très prudente à l'égard de la viande, et je ne mange que de la viande maigre biologique, avec modération. Si vous aimez la viande hachée, présentez-vous à votre boucherie et demandez spécifiquement qu'on vous hache une poitrine. Alors, et seulement alors, vous saurez ce qu'il y a dedans.

Note : D'après le site http://www.jamieoliver.com/us/foundation/jamies-food-revolution/why. Avez-vous vu le documentaire « *Jamie Oliver's Food Revolution* » (en anglais), dans lequel on montre aux enfants comment on fabrique les croquettes de poulet? Vraiment dégoûtant. Regardez à cette adresse : www.youtube.com/watch?v=S9B7im8aQjo

6. *Une portion de viande correspond à la taille d'un jeu de cartes.*

VRAI

Tout est une question de taille des portions. Vous devez savoir ce qu'est une portion alimentaire et en être conscient. Je traite des portions plus loin dans ce livre. Combien de portions devriez-vous manger par jour? Quelle est la grosseur d'une portion? Poursuivez votre lecture!

7. *Les glucides se transforment en énergie, les protéines en muscles et les gras en graisses.*

FAUX

Les glucides sont une source d'énergie pour le corps. Les acides aminés contenus dans les protéines contribuent au développement des muscles, mais il faut quand même faire les exercices nécessaires pour cultiver les muscles. Si vous mangez des protéines et que vous demeurez assis sur le canapé, les protéines ne se transformeront certainement pas en muscle, je vous en passe un papier! Et le gras ne se transformera pas en graisses non plus! Les bons gras peuvent faire maigrir (par exemple, les oméga 3, les acides gras essentiels et autres). Les gras saturés peuvent se transformer en graisse. Les graisses solides contenues dans la viande et la margarine sont des exemples de gras saturés (parce qu'ils sont hydrogénés). Je vais en parler plus loin.

8. La volonté demeure le meilleur moyen de résister aux tentations.

FAUX

Oubliez la volonté! Quand votre corps a faim, il transmet un message à votre cerveau. Votre corps est conçu pour une chose : la survie. Il vous dira donc que vous avez faim jusqu'à ce que vous mangiez. Même avec une volonté à toute épreuve, vous devez manger quand vous avez faim, mais de vrais aliments. Dans le chapitre le plus important de ce livre (chapitre 2), nous allons voir comment le cerveau traite l'information sur la faim et la satiété.

9. Les papilles gustatives sont à l'origine des fringales.

FAUX

Les fringales sont stimulées par la partie du cerveau qui gère les émotions et les sens, par exemple l'odorat et la mémoire. Si vous avez un besoin physiologique de sucre, le fait de manger un gâteau au chocolat ou une mangue bien fraîche sauront dans les deux cas satisfaire votre envie. Ce sont vos émotions qui décident que c'est le gâteau au chocolat que vous voulez et non la mangue. Ces deux aliments ne seront cependant pas traités ni utilisés de la même façon par le corps.

Fort probablement, la mangue sera digérée et utilisée pour produire de l'énergie tandis que le gâteau au chocolat sera stocké pour vous faire sentir un peu plus serré dans votre jean préféré. Si vous vous autorisez de petites gâteries de temps à autre, observez la règle des 80/20 : mangez sainement dans 80 pour cent des cas et gâtez-vous uniquement dans les 20 pour cent restants. Et dans ces 20 pour cent restants, allez-y lentement.... optimisez votre plaisir. Profitez de chaque bouchée, tranquillement.

10. *La majorité des calories absorbées par le corps sont brulées par l'activité physique.*

FAUX

Le simple fait d'exister entraîne une importante dépense de calories! Même lorsqu'il est au repos, le corps a besoin d'énergie pour l'ensemble de ses fonctions « cachées », telles que la respiration, la circulation sanguine, l'ajustement des niveaux d'hormones ainsi que la croissance et la réparation des cellules. Le nombre de calories qu'utilise le corps pour accomplir ces fonctions de base est appelé « taux métabolique basal » (BMR), autrement dit le métabolisme. Selon la clinique Mayo, le taux métabolique basal représente environ 60 à 75 pour cent des calories qu'une personne brûle chaque jour.

Les déplacements, la marche et l'entraînement font accroître vos besoins énergétiques. Il s'ensuit que vous avez probablement besoin d'une quantité de calories supérieure à celle qu'il vous faut pour simplement demeurer en vie.

11. S'ils sont faibles en gras, les aliments ne feront pas engraisser.

FAUX

Quoi d'autre peut faire engraisser? Le sucre! Les aliments transformés, en fait tout ce qui a été raffiné ou modifié. La plupart des aliments emballés qui se disent « faibles en gras » sont truffés de ces ingrédients sucrés et raffinés/modifiés. Les gens ont également tendance à trop manger de ces aliments supposément faibles en gras et, du coup, à consommer les calories supplémentaires qu'ils renferment et qui sont susceptibles d'entraîner un gain de poids.

12. Une consommation quotidienne de noix peut favoriser la perte de poids.

VRAI

Si vous prenez du poids parce que vos portions sont trop généreuses, la consommation de noix peut vous aider à perdre du poids. Voici comment. Les noix renferment de bons gras qui transmettent à votre cerveau un signal l'informant que votre corps est rassasié. Ce signal met environ vingt minutes pour se rendre au cerveau. Donc, mangez quelques noix une vingtaine de minutes avant votre repas; votre cerveau recevra le signal que votre corps est rassasié au moment même où vous commencerez à manger. Vous prendrez ainsi de plus petites portions. Que faut-il entendre par « quelques noix »? Une poignée. Tout ce que votre main ne peut contenir est excessif.

13. Le sucralose (Splenda), le glucose, l'aspartame et le sirop de maïs leurrent le cerveau en prolongeant la sensation de faim.

VRAI

Plus loin dans le présent livre, je vous expliquerai les fonctions de la ghréline et de la leptine, les deux principales hormones qui contrôlent la faim et l'appétit. Dans leur livre *VOUS : Mode d'emploi*, les docteurs Oz et Roizen expliquent la façon dont les succédanés de sucre inhibent la sécrétion de leptine et empêchent ainsi la transmission du message de satiété à votre cerveau. Ces substances rompent la communication entre votre estomac et votre cerveau et leurrent ce dernier. Vous prolongez donc votre sensation de faim lorsque vous utilisez ces types d'édulcorants. En outre, votre corps ne les traite pas correctement parce qu'il ne les reconnaît pas.

14. *Pour perdre du poids, l'entraînement musculaire est préférable à l'entraînement cardiovasculaire.*

VRAI ou FAUX

Essayons de comprendre les effets de chacun de ces deux types d'activité. L'univers de l'entraînement cardiovasculaire et celui de l'entraînement en force musculaire s'affrontent depuis de nombreuses années. Nous savons tous que nous avons besoin d'entraîner à la fois notre endurance cardiovasculaire et notre force musculaire. Supposons maintenant que votre corps ait accumulé un peu de gras et que vous vouliez le perdre. Cette graisse ne fondra pas du simple fait que vous entraînez votre cœur.

Si certaines personnes perdent du poids en faisant des exercices cardiovasculaires, c'est probablement parce qu'elles font travailler leurs muscles tout à la fois. Les graisses ne fondent pas d'elles-mêmes. Pour l'aider à vraiment se débarrasser des graisses, votre corps peut compter sur l'organe le plus fort qui soit : vos muscles. Quand ils se contractent, les muscles compriment les graisses. Par conséquent, un entraînement en force musculaire qui fait place à une bonne contraction des muscles fait perdre du poids plus rapidement et efficacement que l'exercice cardiovasculaire.

Cela dit, vous avez besoin d'un cœur robuste pour faire travailler ces muscles. Outre qu'elle permet de renforcer le cœur, la mise en forme cardiaque contribue à améliorer le métabolisme, ce qui est génial. Il est important que votre cœur soit robuste, car c'est le moteur principal de votre corps. Il est également important que votre métabolisme fonctionne bien, car un métabolisme élevé permet de brûler davantage de calories pour un même exercice. Voilà pourquoi vous devez vous soumettre aux deux types d'entraînement, cardiovasculaire et musculaire.

15. *Le pain multi-grains est préférable au pain à grains entiers en raison de la variété des grains.*

FAUX

Le terme « multi-grains » n'est pas toujours synonyme de « grains entiers ». Il est important de lire la liste des ingrédients. Un produit doit être fabriqué à partir de grains entiers. Même si l'étiquette du produit dit « multi-grains », il peut encore s'agir d'un produit raffiné! Donc, assurez-vous de choisir des grains entiers. Cette question vise à vous faire prendre conscience du pouvoir que les entreprises de marketing exercent sur votre cerveau lorsque vous faites votre épicerie à la hâte. Ne lisez pas uniquement le devant de l'emballage.Lisez toute la liste des ingrédients. Que faire si la liste des ingrédients fait état de grains *entiers* (blé, épeautre, kamut, par exemple), mais également de sucre, de sirop de maïs, de sucralose ou de fructose (ou de tout autre « ose » de même acabit)? Est-ce un bon pain? Pas du tout! Il est fait de farine *entière*, mais également d'autres ingrédients malsains. Passez à la marque suivante jusqu'à ce que vous tombiez sur un pain qui contient des grains entiers sans autre ingrédient indésirable.

Note sur les grains : les grains entiers sont des grains complets qui présentent de nombreux bienfaits pour la santé. Un grain est composé de trois parties : la couche de son, le germe et l'endosperme. Ces trois parties conjuguent leurs bienfaits pour améliorer votre santé. Quand l'appellation « *blé entier* » figure sur un emballage, le produit peut ne contenir que deux des trois parties du blé. L'appellation « *grains entiers* » désigne les produits qui les contiennent tous les trois. Vous devez donc vraiment chercher la présence de ces mots exacts. Le gouvernement autorise les fabricants à utiliser l'appellation « *blé entier* » lorsqu'au moins deux parties du grain entrent dans la composition du produit. Pour que le *Whole Grains Council* du Canada appose son timbre « 100 % grains entiers » sur un produit, tous les ingrédients doivent être à *grains entiers*; aucun autre ingrédient n'est autorisé, et la quantité minimale de grains entiers est de 16 grammes. Aux États-Unis, le *Whole Grains Council* autorise les fabricants à utiliser l'appellation « grains entiers » sur un produit uniquement si ce dernier renferme plus de grains entiers que de grains raffinés (c'est-à-dire que 51 % ou plus des grains sont entiers). Il autorise l'apposition du timbre « 100 % grains entiers » sur les produits contenant 8 g ou plus de grains entiers par portion, et cela même si le produit peut contenir davantage de grains raffinés.

16. *Une huile d'olive légère est préférable à une huile d'olive ordinaire.*

FAUX

Une huile est une huile. Elle contiendra toujours neuf calories par gramme de matière grasse. En fait, une huile légère, ça n'existe pas. Encore une fois, les entreprises de commercialisation essaient de vous leurrer. Quand une personne voit le mot « léger », elle présume que le produit est meilleur pour sa santé. Comme nous cuisinons tous avec de l'huile de nos jours, il est important de savoir comment les huiles sont fabriquées. De la même façon que vous avez troqué la farine blanche raffinée contre une farine entière, le sucre blanc raffiné contre du sucre de canne brut, le sel blanc contre du sel de mer, vous devez maintenant remplacer l'huile raffinée par une huile brute non transformée, une huile vierge.

Il existe différents procédés de fabrication. Vous devez opter pour une huile qui a été transformée le moins possible. Les huiles vierges de première pression à froid ont été pressées lentement, à basse température, de façon à préserver toutes les propriétés bénéfiques et les vitamines contenues dans l'huile.

Les fabricants ajoutent également des solvants aux graines pour favoriser leur exsudation et en extraire davantage d'huile. Ils pressent les graines à répétition jusqu'à ce qu'il n'y ait plus rien à en extraire. Ensuite, ils doivent retirer ce solvant. Pour ce faire, ils ont recours à un processus appelé « processus de raffinage ». Ils éliminent le solvant, bien sûr, mais ce faisant ils retirent également de l'huile des nutriments bénéfiques, tels que les acides gras essentiels et les vitamines (si elles n'ont pas dépéri par suite de la chaleur) qui peuvent avoir survécu.

Après le raffinage, des colorants et arômes artificiels sont ajoutés à la substance grasse, terne et transparente issue du procédé (autrement, vous ne croiriez pas qu'il s'agit, par exemple, d'une huile de tournesol ou de canola). C'est à cette étape que le terme *léger* entre en jeu : c'est l'ajout de ces quelques arômes qui confère à l'huile son qualificatif de *légère*. Cela ne veut pas dire qu'elle est faible en gras. Cela signifie tout simplement que son goût est moins prononcé. Une huile vierge est une huile qui n'a pas été raffinée et qui, de ce fait, recèle encore toutes ses propriétés bénéfiques.

Qu'en est-il de l'huile *extra-vierge*? Est-elle plus vierge qu'une huile juste *vierge*? Non, le terme *extra* se rapporte à de nombreuses caractéristiques de goût qui décrivent la qualité du fruit qui est pressé, à savoir l'olive principalement. L'une de ces caractéristiques est le taux d'acidité de l'olive. Si ce taux est inférieur à 0,8, l'olive peut alors être utilisée pour la fabrication d'une huile extra-vierge. Ce qualificatif se rapporte uniquement aux olives. Certaines firmes de marketing ont commencé à apposer le mot *extra* à différents types d'huiles (notamment les huiles de canola, de tournesol et de noix de coco). Elles tentent tout simplement de vous berner en vous amenant à croire que leur huile est meilleure à cause des mots *extra vierge*. Maintenant que vous le savez, ne vous laissez plus duper. Les mots *extra* et *vierge* sont deux notions différentes. Le mot *vierge* désigne une huile qui n'a pas été raffinée tandis que le terme *extra-vierge* désigne tout simplement une huile d'olive considérée sous les angles de l'acidité et du goût.

Une dernière chose à propos des acides gras essentiels. Ils sont fragiles. L'air, le temps et la chaleur les altèrent. Vous devez donc opter pour une bouteille en verre opaque qui protège l'huile. La date d'expiration doit également être indiquée, car le produit est vivant. Il est important de savoir quand il « mourra ». Achèteriez-vous du lait si aucune date d'expiration n'était indiquée sur le contenant? Si vous achetez une huile sans date d'expiration, il y a fort à parier qu'elle est déjà morte et qu'elle ne renferme plus les propriétés bénéfiques pour votre santé. Si le contenant est en plastique transparent, voyez-y un autre indice défavorable.

Pour obtenir un complément d'information sur les huiles saines, vous pouvez communiquer avec La Maison Orphée, chef de file des huiles pressées à froid en Amérique du Nord, à l'adresse www.maisonorphee.com.

17. Plus courte est la liste des ingrédients figurant sur un emballage, meilleur est le produit pour la santé.

VRAI

Consultez la liste des ingrédients et choisissez le produit qui en a le moins. Par exemple, sur un pot de beurre d'arachides, si la liste des ingrédients est longue, évitez de l'acheter. Le seul ingrédient qui devrait entrer dans la composition du beurre d'arachides est l'arachide. Je vous parlerai plus en détail de la lecture de la liste des ingrédients dans un autre chapitre.

18. *Il n'est pas déconseillé de manger entre les repas.*

VRAI

En fait, c'est exactement ce que je propose de faire. Lorsque vous avez faim, vous devez manger de vrais aliments ou, autrement dit, des aliments sains. Mangez souvent afin de stabiliser votre énergie, sans connaître des pics de sucre pendant la journée. Il est important d'éviter que votre niveau d'énergie évolue en montagnes russes. Un flux constant d'énergie est beaucoup plus agréable. Vous vous sentirez bien toute la journée et serez moins irritable, sans compter que votre concentration sera meilleure. Utilisez votre ordinateur et mettez en place des rappels dans votre calendrier pour vous faire penser à boire de l'eau et à manger une légère collation : *10 h et 15 h* : Rencontre avec Mme Goûter et M. Eau.

19. *Une collation qui contient moins de 100 calories est bonne pour la santé.*

FAUX

En vous attardant uniquement au nombre de calories, vous risquez de choisir une collation bourrée de gras et de sucre traités et non un aliment sain. Soyez très sceptique. Mieux vaut opter pour un aliment sain contenant 150 calories que pour un aliment vide de 100 calories.

20. *Tous les types* **FAUX**
de cholestérol
sont mauvais. Il existe deux types de cholestérol : le HDL et le LDL. Personnellement, pour m'aider à les distinguer, j'utilise le truc suivant : H = harmonieux, L = laborieux. Voici une façon de comprendre le rôle du cholestérol dans votre corps, tel que l'expliquent les docteurs Oz et Roizen dans leur livre *VOUS : Mode d'emploi.*

Votre appareil circulatoire est constitué d'une longue route de tubes, de veines et d'artères. L'hypertension artérielle, l'hyperglycémie, les produits du tabac et d'autres facteurs peuvent occasionner des fissures dans la couche intérieure lisse des artères. Le cholestérol LDL entreprend alors de remplir ces trous, un peu comme lorsque vous mettez du plâtre sur une cloison sèche pour réparer un trou. Le plâtre du LDL tente également de régulariser la forme des artères lorsqu'il y a des dépôts de gras (tel que le gras présent dans la plupart des aliments traités, en bordure d'un steak et dans la margarine hydrogénée et le shortening). Donc, si une petite bosse de gras se forme dans votre artère, le LDL ajoute du plâtre dans le but d'aplanir la surface de nouveau. Ces interventions, cependant, ont pour effet de rapetisser les artères et, en fin de compte, de les obstruer. Le HDL agit telle une spatule que vous utilisez pour étendre votre plâtre. Le HDL intervient et « corrige » le problème créé par le LDL. Alors, où peut-on obtenir le HDL? Dans les acides gras essentiels, dont je vous ai parlé plus tôt.

Comment vous en êtes-vous tiré avec ce test de connaissances? Ces affirmations visent à introduire la matière que nous allons aborder dans le reste du livre. Votre pointage ne compte pas vraiment. L'exercice a été conçu dans l'unique objectif de vous sensibiliser à la matière qui suit.

Commençons par un sujet brûlant : le fonctionnement de votre corps.

2

Le fonctionnement de votre corps

La présente partie est la plus importante de ce livre. Quand vous comprendrez comment fonctionne votre organisme, il vous sera beaucoup plus facile de faire des choix santé. Logique, n'est-ce pas?

Alors, allons-y. Volonté versus hormones. Nous accusons la volonté de saboter nos efforts lorsqu'on suit un régime parce que cela excuse nos mauvais choix. Nous avons dit à la question 8 du test que la volonté n'aide en rien à surmonter la faim. C'est parce que la faim est une fonction biologique. Le cerveau ralentit votre corps lorsque vous avez faim. Il est difficile de s'entraîner l'estomac vide parce que le cerveau dit à votre corps de ralentir et de se réapprovisionner en combustible. La sensation de faim est un instinct de survie très puissant.

L'hypothalamus, partie du cerveau, est le siège d'une zone appelée « centre de satiété ». C'est cette zone du cerveau

> **Aide-mémoire :**
>
> Hypothalamus = centre de satiété
>
> La ghréline stimule la NPY qui, à son tour, ralentit le métabolisme et accroît l'appétit.
>
> La leptine stimule le CART qui, à son tour, accroît le métabolisme et diminue l'appétit.
>
> Le corps a cependant besoin de bons aliments sains pour faire fonctionner ces signaux.

qui traite l'information liée à la faim. Deux différents types d'hormones interviennent dans cette zone : les substances chimiques de la faim stimulées par la NPY (protéine appelée « neuropeptide Y ») et les substances chimiques de la satiété stimulées par le CART (transcript régulé par la cocaïne et l'amphétamine). La NPY ralentit le métabolisme et accroît l'appétit. Le CART stimule l'hypothalamus environnant pour augmenter le métabolisme, réduire l'appétit et accroître l'insuline de façon à fournir de l'énergie aux cellules des muscles plutôt qu'à l'emmagasiner sous forme de graisse.

Quand vous avez faim, la NPY vous ralentit. Elle ne vous laisse pas utiliser votre énergie parce qu'elle craint que vous ne manquiez de carburant. Elle ralentit donc votre métabolisme. Vous entreprenez votre séance d'entraînement, l'estomac vide, mais déjà, vous sentez que cet entraînement ne sera pas productif. Vous n'avez tout simplement pas d'énergie; vous vous sentez plus faible qu'à l'habitude. Vous entendez dans votre tête des messages tels que *je ne sais pas ce qui se passe, je fais le même entraînement que d'habitude, mais c'est tellement plus difficile aujourd'hui.* L'envie de manger commence alors à vous envahir. Votre cerveau vous commande de ralentir parce qu'il a besoin d'énergie. Le voyant de votre jauge de carburant est allumé : vous devez faire le plein. La NPY accroît votre appétit.

Le CART a l'effet inverse. Lorsque l'estomac renferme suffisamment d'aliments, les substances chimiques du CART transmettent au cerveau un signal lui indiquant qu'il doit accélérer votre métabolisme. Le cerveau ordonne donc au corps de rehausser son niveau d'énergie. Comme l'estomac est maintenant gavé d'énergie, le cerveau commande au corps d'avancer, de dépenser cette énergie. Vous vous dites, *je peux y aller, mon réservoir est plein*! Vous pouvez alors vous mettre à courir et vous entraîner avec énergie, ou encore vous rendre au travail après un déjeuner santé et vous concentrer de nouveau, voir les choses clairement et vous déplacer avec vigueur. Le CART diminue l'appétit. Vous devez fournir de bons aliments à votre corps pour que le cerveau puisse recevoir le signal indiquant que vous pouvez recommencer à bouger.

Qui transmet ces signaux au cerveau?

La ghréline et la leptine. Il s'agit de deux hormones liées à l'effort qui fonctionnent en relation avec la NPY et le CART.

La ghréline fonctionne de concert avec la NPY. Une fois le carburant épuisé, la ghréline transmet un signal à la région du cerveau qui renferme la NPY (je l'appelle « gremlin » pour me rappeler laquelle est laquelle). La   ghréline est la petite voix qui dit au cerveau : *j'ai faim*. Avez-vous déjà entendu cette voix? Bien sûr que oui, puisque l'humain obéit toujours à l'instinct de survie. Donc, lorsque votre corps a faim, la ghréline vous le rappelle à intervalles de trente minutes, puis de vingt, de quinze, de dix… et si vous ne vous alimentez toujours pas, manger finit par devenir une obsession.

La leptine est l'hormone de la satisfaction. Elle stimule le CART. Lorsque l'estomac est alimenté, il communique cette information à la leptine qui le note. Lorsqu'elle constate la présence d'aliments sains dans l'estomac, elle transmet un message à la région du cerveau qui renferme le CART pour lui indiquer que le corps peut recommencer à se déplacer et à dépenser de l'énergie.

Pour en savoir plus sur l'anatomie de l'appétit, vous pouvez lire le livre des docteurs Oz et Roizen intitulé *YOU: On a Diet (*VOUS : Au régime).

En termes simples

C'était la partie scientifique du livre… voilà qui est fait! Maintenant, voyons si je peux réexpliquer ces notions dans mes propres mots. Non pas que mon vocabulaire soit si élaboré!

Ce mécanisme ne fonctionne qu'avec des aliments sains. Votre corps est intelligent. Votre cerveau est intelligent.

> **Vous ne pouvez pas tromper votre corps!**
>
> Si vous mangez de la malbouffe plutôt que des aliments sains, votre corps s'en apercevra. Comme il ne reconnaît pas comme aliments sains les aliments traités, il les entrepose! Vous avez donc encore faim et avalez encore davantage de calories.

Vous pensez bien. Enfin je l'espère, parce que si le cerveau n'est pas intelligent, quoi d'autre peut l'être? Votre corps remarque ce que vous mangez. Cela vous étonne? Vous ne pensiez toujours pas que vous pouviez tout simplement avaler une barre de chocolat sans que votre corps ne s'en aperçoive? C'est sûr qu'il va s'en apercevoir!

Supposons, par exemple, qu'il est l'heure de manger. Vous avez pris le petit déjeuner avant d'aller au travail, peut-être même une collation, une pomme, un gâteau de riz, ou quelque chose de semblable autour de 10 h, et vous êtes maintenant prêt pour le repas du midi. Sauf que vous ne vous êtes pas apporté de lunch. Vous vous rendez donc à votre café-restaurant préféré et commandez un sandwich au jambon et fromage. Un régal. Maintenant, vous vous sentez rassasié.

Mais que dit votre corps? Votre « gremlin » (ghréline) hurle, implorant qu'on lui donne à manger. Il voit arriver ce sandwich. Alors, il se dit : *Génial*! J'aime les sandwichs au jambon et fromage. Qu'est-ce que les fibres et les glucides s'en viennent. Mais, attendez une minute. Votre corps ne reconnaît pas le pain blanc raffiné et traité. Il décide donc de le mettre de côté pour le moment et l'entrepose, dans vos fesses, vos cuisses, votre estomac, partout où il peut. La ghréline continue à réclamer davantage de nourriture.

Qu'en est-il du jambon? Il s'agit de protéines, non? Sauf que c'est de la charcuterie et, encore une fois, votre corps ne parvient pas à identifier de quoi il s'agit. Là encore, il décide de l'entreposer. Au tour du fromage maintenant. Bravo! Des produits laitiers et des protéines ensemble! Mais c'est du fromage fondu (issu d'un procédé de transformation), et votre corps ne sait pas ce que c'est. Qu'en fait-il? Il l'entrepose! Même chose pour la mayonnaise.

Alors, la ghréline continue à réclamer de plus en plus de nourriture, et cela jusqu'à ce

Un autre détail important

Votre corps apprend de vos fringales et s'adapte aux délais que vous mettez normalement pour l'alimenter.

Soyez organisé et dotez-vous d'un plan quant au nombre de calories que vous vous autorisez à absorber dans le cadre d'un régime sain et équilibré. Répartissez-les sur la journée entière. Décidez à quel moment vous voulez avoir faim et observez votre plan à la lettre. Votre corps s'adaptera.

Il est étonnant de constater la rapidité avec laquelle on peut se défaire d'une mauvaise habitude. Lorsque vient le premier signal, demandez-vous si vous avez vraiment faim. S'agirait-il plutôt d'une mauvaise habitude à laquelle vous cédez au premier signe de faim?

Prenez un verre d'eau. Peut-être avez-vous seulement soif? Si la faim persiste, c'est qu'il s'agit du vrai signal de la ghréline. Il est alors temps de prendre la collation que vous aviez prévue.

Assurez-vous de manger des aliments sains!

qu'elle ait obtenu satisfaction. Au terme de votre repas, tout ce que vous lui avez vraiment donné, c'est une tranche de tomate et une feuille de laitue! Des légumes. De quoi la sustenter pendant quelques minutes à peine. Il ne faut pas vous étonner si vous avez encore faim une heure plus tard, car vous ne vous êtes pas alimenté correctement!

Donc, à la fin du repas, que faites-vous de ce « gremlin » qui ne cesse de réclamer de la nourriture à votre cerveau? Vous lui donnez un biscuit à l'avoine et aux raisins secs. Un peu d'avoine et quelques raisins secs devraient faire l'affaire. Cependant, tout le sucre raffiné ajouté au biscuit sera stocké avec le reste des aliments vides. Voilà donc beaucoup, mais vraiment beaucoup de déchets qui viennent s'ajouter à la quantité de pouces de gras indésirable qui vous couvre le corps. Tout ce que vous venez de faire, c'est de vous empiffrer d'aliments qui n'en sont pas.

Focalisez maintenant votre attention sur les prochaines lignes parce que nous n'avons pas encore fait le tour de la question. Certains d'entre vous pensent qu'il n'y a pas de mal à entreposer des déchets puisqu'ils s'entraînent beaucoup. Vous pensez que la matière accumulée dans vos fesses à l'heure du lunch en ressortira à 18 h lorsque vous mettrez les pieds dans le centre de conditionnement physique?

Je regrette d'être porteuse de mauvaises nouvelles, mais sans le carburant approprié, lorsque vous ferez votre séance d'entraînement, vous vous écraserez. Votre séance d'entraînement ne corrigera pas les problèmes que vous avez mangés.

À titre d'exemple, lorsque vous avez faim, à quel endroit cherchez-vous de la nourriture, dans le réfrigérateur ou dans la poubelle? Vous voulez de l'énergie fraîche et bonne, n'est-ce pas? Il en va de même de votre corps. Lorsqu'il a besoin de carburant, il cherche ce qu'il y a de mieux. Il n'optera donc pas pour le gras et les déchets dont il n'a pas voulu la première fois. Il l'a entreposé par le passé. Il ne se précipitera certainement pas sur des déchets au premier signe de faim. Si vous ne donnez pas de vrai carburant à votre corps, il le volera à votre organisme. Si la boutique de glycogène est vide, votre corps cherchera à s'alimenter au moyen de protéines. Il se peut même qu'il puise de l'énergie dans vos muscles et vos os. Votre séance d'entraînement vous affaiblira encore davantage. Vos muscles s'affaibliront, entraînant une perte de votre masse musculaire, mais non de gras. Les déchets seront toujours là, mais les muscles rétréciront, modifiant la composition de votre corps.

Alors, comment vous débarrasser de vos déchets? Vous devez contracter vos muscles pour qu'ils puissent se débarrasser de la graisse accumulée. Il est donc primordial que vous vous alimentiez avant votre séance d'entraînement. Au moyen de vrais aliments. Vous devez disposer de l'énergie nécessaire pour forcer correctement et éliminer les déchets.

Un repas copieux, mais peu nourrissant

Un soir, je suis sortie avec mon mari à l'un de nos restaurants italiens préférés. Nous aimons les pâtes, et c'est l'une des raisons pour lesquelles je fais mes propres pâtes parce que je peux contrôler le genre de farine que j'emploie. Les restaurants utilisent habituellement de la farine blanche raffinée, malheureusement. C'était le cas à ce restaurant italien. Le repas a été excellent ! En entrée, nous nous sommes régalés de pain trempé dans de l'huile d'olive extra-vierge mélangée à du vinaigre balsamique. Délicieux! Nous avons ensuite dégusté des pâtes en mets principal. Et comme dessert, nous avons partagé un gâteau au chocolat pour nous gâter.*

> *** Rappel**
>
> La règle des 80/20 s'applique ici :
>
> Si vous faites attention dans 80 pour cent des cas, vous pouvez vous gâter dans les 20 pour cent restants.
>
> Plus vous appliquerez cette règle, plus vous opterez pour des gâteries saines et plus vous développerez votre goût pour des aliments santé. Votre envie d'aliments vides s'amenuisera graduellement et les pourcentages passeront sans effort à 90/10 ou 95/5, jusqu'à ce qu'une date Medjool ou une mangue fraîche devienne votre conception d'un festin.

Nous sommes rentrés à la maison à pied, parfaitement repus. Par contre, à notre arrivée à la maison, je me suis fait une rôtie au beurre d'arachides avant d'aller au lit. Mon mari m'a regardée en s'exclamant : « Es-tu malade? Nous venons juste d'avaler un énorme repas! »

Le problème, c'est que je ne m'étais pas alimentée correctement. Le pain était fabriqué à base de farine blanche, tout comme les pâtes, et nous savons très bien qu'il n'y a rien de sain dans un gâteau au chocolat. Rien dans le repas que j'avais pris n'avait réellement sustenté mon corps. C'était délicieux, mais j'avais un cours de conditionnement physique à donner le lendemain matin, et je savais que je n'arriverais pas à le donner sans d'abord alimenter correctement mon corps. Lorsqu'on commet une incartade, il faut chercher à la contrebalancer. Il ne faut pas entendre par là qu'il faille se priver de nourriture, parce que mourir de faim n'avancerait à rien. Ce qu'il faut entendre, c'est qu'il importe de se remettre rapidement en selle et d'approvisionner son corps adéquatement en combustible, pour être en mesure de s'entraîner correctement et de se débarrasser des « déchets nuisibles ».

Pâtes fraîches

L'une des raisons pour lesquelles je fais mes propres pâtes (outre le fait que les pâtes fraîches sont absolument délicieuses et irrésistibles) est le fait que je peux contrôler le type de farine que j'utilise et les ingrédients que j'y ajoute.

Les pâtes faites de vraie farine de blé entier sont très nourrissantes, sans compter qu'il n'en faut pas beaucoup. Une portion de la grosseur de votre poing suffit.

Vous auriez dû voir le visage de mon mari la toute première fois que je lui ai servi des pâtes faites maison. Ayant participé à leur préparation, il était très fébrile et il s'attendait à en recevoir une portion généreuse. Il était tellement déçu lorsqu'il a vu la portion que je lui apportais! « C'est tout? », a-t-il demandé, l'air abattu. « C'est tout ce à quoi j'ai droit? » Eh bien, vous savez quoi? Même si elles sont délicieuses, les pâtes faites maison avec de la vraie farine de blé entier sustentent beaucoup plus rapidement le corps que les pâtes ordinaires faites de farine blanche traitée. Non seulement leur goût fondant dans la bouche est meilleur, mais on a tendance à en manger moins parce qu'elles sont plus nourrissantes, comme tout aliment sain.

3

Manger? Faire de l'exercice? Pourquoi?

Pourquoi devons-nous manger? Nous avons besoin de nous alimenter pour nous approvisionner en énergie. Les aliments nous fournissent trois principaux éléments : des glucides, des protéines et des lipides, qui sont les principales composantes de base de la nutrition. Les aliments nous fournissent également des vitamines et des minéraux (en guise de protection supplémentaire surtout, telle une police d'assurance).

> **Quelles sont les trois choses dont nous avons besoin pour être en santé?**
>
> • Manger santé
> • Faire de l'exercice santé
> • Penser santé
>
> Ce livre traite essentiellement de la nutrition et de l'exercice. Pour la partie « penser santé », voir la nouvelle conférence de Nathalie intitulée « Maigrir par la pensée » sur le site de DNA Coach de Vie http://dnalifecoaching.com/category/events/.

Les vitamines et les minéraux sont encore plus importants pour les personnes qui s'entraînent. Lorsque nous faisons de l'exercice, nous avons tendance à être exigeants envers notre corps, ce qui donne lieu à la sécrétion d'un sous-produit appelé « acide lactique ». Ici, je dois m'assurer de bien me faire comprendre. Je ne dis pas que l'exercice est mauvais pour la santé. Au contraire, il s'agit de l'un des trois principaux éléments à la base d'une bonne santé. Cependant, parce que nous nous entraînons, et même si nous bénéficions de tous les bienfaits de l'exercice dont nous parlerons plus loin, nous avons également besoin d'une plus grande quantité de vitamines et de minéraux que ceux qui ne s'entraînent pas. Ces vitamines et minéraux nous procurent des antioxydants et contribuent à nous protéger du fait que nous sommes exigeants envers notre corps.

Il y a environ dix ans, j'ai découvert un livre d'auto-apprentissage détaillé qui a changé ma façon d'entrevoir la nourriture et les suppléments : *Prescription for Nutritional Healing* (Prescription pour une guérison par la nutrition), de James F. Balch, MD, et Phyllis A. Balch, CNC. Leur livre m'a appris qu'il existe toujours une solution naturelle à tout problème de santé auquel nous faisons face. J'ai acheté plusieurs nouvelles éditions de ce livre au fil des ans, et je le consulte régulièrement pour toute situation qui se présente. Grâce à l'index des sujets classés par ordre alphabétique, il est facile d'y faire des recherches. Par exemple, si j'ai mal à la tête, je consulte l'index à la lettre M, à « Maux de tête » pour voir ce que je pourrais manger pour soulager ce mal. Si j'ai une ecchymose, je regarde sous la lette E les moyens que je pourrais prendre pour régler le problème ou l'éviter la prochaine fois.

Pourquoi nous entraîner? Nous devons nous entraîner pour jouir d'une bonne santé cardiovasculaire et d'une bonne force musculaire. Nous avons besoin d'un cœur robuste capable de pomper la vie dans toutes nos veines, et nous avons besoin de muscles puissants qui nous permettent de nous rendre partout où nous désirons et de faire tout ce que nous voulons.

Nous devons également faire de l'exercice physique pour suppléer aux changements que notre société impose à notre mode de vie. En fait, nous expulsons lentement l'activité de notre vie quotidienne. Par exemple, nous délaissons de plus en plus les escaliers au profit des ascenseurs. Nous ne nous accroupissons plus pour ouvrir de lourds tiroirs et classer manuellement des documents; nous utilisons plutôt un ordinateur et une souris. Nous ne coupons plus les légumes, nous les achetons déjà coupés. Nous ne manipulons plus la manivelle pour relever ou abaisser les fenêtres de la voiture, nous appuyons simplement sur un bouton. Nous n'ouvrons plus les portes non plus, elles sont automatisées. À l'époque de nos ancêtres, nous aurions brûlé davantage de calories dans le cadre de nos activités quotidiennes.

Le tableau qui suit indique le nombre de calories que nous *ne brûlons plus* dans le cadre de nos activités quotidiennes et montre comment nous pouvons gagner 12 livres par an :

Les calories que nous ne brûlons plus

Vous pouvez voir, dans le tableau ci-dessous, les résultats d'une recherche comparative réalisée en 1993 sur la dépense calorique de travailleurs de bureau pesant en moyenne 150 lb. La comparaison portait sur les mêmes tâches accomplies en 1953.

Au travail

Aujourd'hui	Avant	Résultat (calories non brûlées)
Ascenseur	Escalier	3 900 cal/année
Classement informatisé	Classement manuel	2 400 cal/année
Clavier informatique	Machine à écrire	9 600 cal/année
		15 900 cal/année = 4,5 lb/année

Sur la route

Aujourd'hui	Avant	Résultat (calories non brûlées)
Conduite	Marche	3 780 cal/année
Transmission automatique	Transmission manuelle	2 700 cal/année
Fenêtres, freins, lavage automatiques	Manuels	900 cal/année
		7 380 cal/année = 2,1 lb/année

À la maison

Aujourd'hui	Avant	Résultat (calories non brûlées)
Robot culinaire, mélangeur, légumes pré-coupés / pré-lavés	Coupe, purée, lavage, ouvre-boîtes manuels	3 600 cal/année

Lave-vaisselle automatique	Lavage manuel	6 205 cal/année
Commande à distance	Télé, stéréo, porte de garage	4 052 cal/année
Tondeuse à moteur / souffleuse à neige	Tondeuse manuelle / enlèvement de la neige à la pelle	4 320 cal/année
		18 177 cal/année = 5,2 lb/année

Total des calories que nous ne brûlons plus

Au travail	15 900 cal/année 4,5 lb/année
Sur la route	7 380 cal/année 2,1 lb/année
À la maison	18 177 cal/année 5,2 lb/année
= 800 cal/semaine	**41 457 cal/année = 11,8 lb/année**

Donc, le simple fait de vivre dans la société d'aujourd'hui nous fait gagner 12 livres par année. Et dire que cette étude a été réalisée il y a près de 20 ans! Imaginez quels seraient les résultats aujourd'hui!

4

Parlons de gestion du poids

Réglons tout d'abord une chose : il n'y a pas de poids idéal. Le chiffre indiqué par le pèse-personne n'importe pas. Nous nous soucions beaucoup trop de ce chiffre. Les muscles sont beaucoup plus lourds que la graisse. Donc, si vous perdez du gras et gagnez du muscle, il est fort possible que le chiffre affiché par le pèse-personne augmente!

De nombreuses personnes désirent perdre du poids en raison du chiffre que leur renvoie leur pèse-personne. Ce n'est pas l'approche à adopter. Vous devriez vouloir perdre du poids parce qu'il serait autrement dangereux

Types de corps

Il existe deux différents types de morphologie corporelle : pomme et poire. Lequel témoigne d'une meilleure santé?

Il est moins dangereux d'avoir un gros derrière et une morphologie en poire. En revanche, gagner du poids au niveau de l'estomac est dangereux. Les graisses s'accumulent autour du cœur, du foie, des organes et du système digestif. C'est la morphologie en pomme.

Les graisses qui s'accumulent à ces endroits se mettent à faire pression sur les organes.

Il est dangereux pour la santé d'avoir une morphologie en pomme. Si votre corps a cette forme, vous devriez envisager de maigrir pour demeurer en santé.

pour votre santé de ne pas le faire. Le seul chiffre qui importe est la mesure de votre tour de taille. L'accumulation de poids autour de votre taille, dans l'estomac, est vraiment ce qui compte. Voir la note « Types de corps ».

De combien de calories ai-je besoin chaque jour?

L'exercice suivant vous donnera une bonne idée du nombre de calories que vous devez absorber pour maintenir votre poids actuel ou perdre quelques livres. Si vous désirez planifier vos repas avec précision, vous devrez prendre des mesures et effectuer des calculs plus détaillés. Le présent exercice vous aidera simplement à comprendre comment réduire vos apports caloriques si vous cherchez à perdre du poids. Son intérêt réside dans le fait qu'il nous fait prendre conscience du nombre réel de calories que nous devrions consommer dans une journée. Si vous avez une idée de ce nombre, vous y réfléchirez à deux fois avant d'ingurgiter une boisson fouettée aux fruits de 1 100 calories.

Comment remplir la feuille :

Veuillez remplir la feuille de calcul qui suit. Prenez votre poids réel et multipliez-le par 10. Vous obtiendrez l'apport calorique quotidien idéal pour maintenir votre poids.

Il peut se révéler difficile de calculer au pifomètre le taux métabolique de base (TMB). Si vous êtes vraiment actif, le vôtre s'établit peut-être à 0,6. Sinon, il peut s'élever à 0,4 si vous faites régulièrement de l'exercice, mais sans beaucoup d'intensité. Si vous ne vous entraînez pas du tout, il pourrait être de 0,2.

Multipliez le TMB par votre apport calorique quotidien idéal pour obtenir le nombre de calories supplémentaires que vous devez consommer pour sustenter votre corps.

Ensuite, calculez votre apport calorique quotidien idéal en tenant compte de votre niveau d'activité.

L'objectif n'est pas de vous inciter à calculer tout ce que vous mangez. Cet exercice vise plutôt à vous donner une idée des différentes sources de calories à privilégier pour mieux déterminer les aliments qu'il vous importe de consommer en plus ou moins grande quantité.

Les chiffres entre parenthèses sont fournis à titre d'exemple. Inscrivez vos propres données.

Poids actuel	(135)	×	10	(1350)	Apport calorique quotidien idéal
TMB	0,4	×	(1350)	(540)	Facteur d'activité moyen 40 %
OU TMB	0,6	×	(1350)	(810)	Facteur d'activité moyen 60 %
Apport calorique quotidien idéal	(1350)	+	(810)	(Si TMB = 0,4 1890 calories)	(Si TMB = 0,6 2160 calories)

Quel est le déficit requis pour perdre du poids?

Le poids d'une livre équivaut à 3 500 calories! Pour maigrir sainement et en toute sécurité, vous ne devez pas perdre plus d'une livre par semaine. À quoi cela correspond-il en termes d'apport calorique quotidien? Voici une autre feuille de calcul pour vous aider.

Note : N'utilisez cette feuille que pour les dix premières livres que vous souhaitez perdre. N'y allez pas avec plus de dix livres à la fois parce que votre apport calorique changera à mesure que vous perdez du poids. Refaites les calculs après avoir perdu les dix premières livres, puis recommencez pour les dix livres suivantes. N'y allez qu'à raison de dix livres à la fois.

Rappel

Cette formule sert uniquement de guide. Chaque personne est différente.

J'ai travaillé avec une jeune joueuse de crosse professionnelle à Toronto. Elle mesurait seulement 5 pieds 1 pouce et pesait 90 livres. Elle voulait perdre cinq livres. Elle avait pesé 85 livres presque toute sa vie mais, après avoir ingurgité les plats irrésistibles de sa maman pendant la période des fêtes, elle n'arrivait pas à perdre ces cinq livres.

Son apport calorique quotidien était d'environ 1400. Si nous réduisions ce nombre de 500, il ne lui resterait donc que 900 calories par jour!

Personne ne peut survivre avec si peu. Nous avons donc modifié son programme pour qu'elle perde une demi-livre par semaine plutôt qu'une livre.

Vous devez apporter les ajustements en fonction de votre propre corps.

Une fois que vous savez combien de calories vous devez absorber, vous pouvez essayer de vous préparer un programme vous-même ou encore rencontrer une nutritionniste ou un spécialiste en nutrition et mieux-être qui connaît bien ce domaine. Vous pouvez plonger dans le monde des calories si vous le désirez, mais prenez garde de vous attarder uniquement à l'apport calorique. Vous *devez* manger de vrais aliments, et en grande variété. Songez, à titre d'exemple, au hamburger accompagné de frites qui peut contenir le même nombre de calories qu'une salade d'avocats, de protéines maigres et d'épinards. Certaines personnes inscriront le hamburger à leur programme en se disant que ces deux mets ont le même nombre de calories. Ou encore, opteront pour une boisson « diète » au lieu d'un jus frais, parce qu'elle contient zéro calorie. Soyez très vigilant.

Encore une fois, les chiffres entre parenthèses sont fournis à titre d'exemple. Inscrivez vos propres données.

Livres à perdre	(10)	x	3 500	(35 000)	Déficit calorique total
1 lb/sem.	1	x	3 500	3 500	Déficit calorique par semaine
Déficit calorique quotidien	3 500	/	7	500	Apport calorique quotidien
Journée de faible activité	(1 890) tiré du tableau précédent	-	500	(1 390)	1 200 minimum!
Journée de grande activité	(2 160) tiré du tableau précédent	-	500	(1 660)	

Notez le minimum de 1 200. Pourquoi 1 200? Parce que vous avez toujours besoin d'énergie. Vous ne devriez pas descendre sous la barre des 1 200 calories par jour.

5

En somme, que peut-on manger?

Maintenant que vous connaissez le nombre moyen de calories que vous devriez consommer quotidiennement, vous devez savoir comment obtenir ces calories. La première règle est de manger de vrais aliments! Et dès que vous n'avez plus faim, cessez de manger. Privilégiez la variété. Et évitez les aliments issus d'un procédé de transformation.

> **Note au sujet des fibres**
>
> Les fibres font partie des glucides, mais elles ne fournissent pas l'énergie nécessaire à un entraînement, puisqu'elles ne sont pas transformées en énergie.
>
> Elles agissent tel un filtre. Tous les autres aliments que vous mangez pendant la journée sont filtrés par les fibres. Génial, non?
>
> Idéalement, donc, évitez de manger les fibres en fin de soirée. Mangez-les plutôt le matin, pour démarrer le filtrage et vous sentir sustentés plus longtemps.

Si vous vous préoccupez surtout de ce que vous *pouvez* manger et que vous mangez de *vrais* aliments, vous n'aurez pas faim. La nourriture sera toujours en quantité suffisante. Maintenant, de quoi votre liste devrait-elle être constituée?

- Protéines : 0,38 × votre poids ou environ 50 à 100g par jour

- Glucides (complexes par rapport aux simples) : 40 % de votre alimentation
- Fibre (25 g pour les femmes, 38 g pour les hommes)
- Limitez l'apport en sucre simple à 4 g par repas
- Lipides (gras) : entre 20 et 35 pour cent de votre alimentation
- Limitez votre apport en gras saturés à 4 g par repas
- Vitamines et minéraux
  - o Incluant calcium, entre 1000 et 1200 mg par jour
  - o Incluant vitamine D, 600 UI par jour pour assimiler le calcium
  - o Vous pouvez choisir de prendre vos vitamines par l'alimentation ou sous forme de suppléments. Gardez toutefois à l'esprit que les suppléments ne compensent pas une alimentation déficiente.
- Eau

Les céréales : une bonne source de fibres?

Prenez garde aux ingrédients tels que le sucre, le glucose et le fructose contenus dans les céréales. Certaines céréales d'apparence « saine » renferment de nombreux ingrédients à éviter.

Privilégiez le sirop d'agave, le sucre de canne brut, le miel et le sirop d'érable comme édulcorants.

Rappelez-vous le mot d'ordre : aliments sains. La plupart des céréales vendues à l'épicerie ne renferment aucune fibre. Sauf que le principal avantage de manger des céréales ou du pain le matin, ce sont les fibres. Assurez-vous donc que vos céréales renferment au moins trois grammes de fibres par portion. Certaines barres de céréales peuvent également être santé, mais lisez la liste des ingrédients!

Que faut-il penser de la combinaison des aliments? Devrions-nous manger certains aliments en premier? En dernier? Ensemble? Dans la plupart des cas, cela n'a aucune importance. Comme nous l'avons vu plus tôt, il est recommandé de manger des fibres le matin parce qu'elles serviront à filtrer les aliments le reste de la journée. De plus, la consommation de protéines avec des glucides prolongera l'efficacité de ces dernières. Par conséquent, échelonnez votre apport en protéines de façon à en consommer à chaque repas. Dans le cas des fruits, il est conseillé de les manger le matin, l'estomac vide, avant les fibres.

6

Portions : quelle quantité manger

Voici le nombre de portions qu'il est recommandé de manger quotidiennement

o   Fruits et légumes :
    7 à 10 portions par jour
o   Produits céréaliers :
    6 à 8 portions par jour
o   Produits laitiers et
    substituts :
    2 à 3 portions par jour
o   Viandes et substituts :
    2 à 3 portions par jour
o   Huiles : 2 à 3 cuillerées
    à table par jour
o   Eau : 8 à 10 verres par jour

Vous devriez échelonner ces portions sur la journée entière, en composant ainsi votre assiette:

50 % de légumes
25 % de protéines
25 % de féculents

À quoi correspond une portion?

Pâtes : votre poing
Viande rouge maigre : souris d'ordinateur Muffin : ampoule électrique ordinaire
Poisson : étui à lunettes
Céréales sèches: petit verre de vin blanc
Chocolat : paquet de soie dentaire
Riz (cuit) : moule à petit gâteau
Yogourt surgelé : balle de baseball
Fromage faible en gras : efface rose
Bagel : petite boîte de thon
Huile végétale ou mayo : pièce de 25 cents
Légumes : petite boule de crème glacée
Pommes de terre : barre de savon
Fruits frais : balle de tennis
Noix : volume pouvant être contenu dans votre main

Utilisez ensuite votre collation pour combler les lacunes alimentaires de vos repas.

Quelques notes sur la taille des portions. Une portion de fromage correspond à la taille d'une gomme à effacer rose? Oui, c'est tout. Savourez-la, étendez-la en mince couche sur un biscuit de riz mince et ajoutez-y de la salsa. Ce n'est pas beaucoup. Je ne bois même pas de lait parce que je veux réserver la totalité de mon apport autorisé en produits laitiers au fromage. Quelle est la règle en ce qui a trait au fromage? Choisissez un fromage de 25 % M.G. (matières grasses) ou moins. Exemples : Bocconcini, 18 % M.G., ricotta plutôt que fromage à la crème (sa teneur en matières grasses peut n'être que de 7 %) et fromage cottage, 2%.

Note au sujet des produits laitiers

Dans leur livre Skinny Bitch, Rory Freedman et Kim Barnouin présentent un concept intéressant au sujet des produits laitiers. Ils affirment que le lait de vache, à dessein, transforme un veau de 90 livres en une vache de 2 000 livres en l'espace de deux ans. Ils lient également les produits laitiers à une foule d'autres problèmes. Ce livre incite à réfléchir aux choix que nous faisons en matière de produits laitiers ainsi qu'aux concepts de végétarisme et de végétalisme.

The Omnivore's Dilemna, de Michael Pollan, est également un excellent livre sur le sujet.

Une portion de pâtes alimentaires correspond à la taille de votre poing. Cela peut sembler peu, mais si elles sont composées de vrais aliments (c.-à-d., farine de blé entier ou épeautre), elles vous sustenteront suffisamment. Ajoutez-y une tonne de légumes qui vous sustenteront également. Envisagez d'utiliser du quinoa plutôt que de la viande pour faire la sauce. Beaucoup moins calorique, il renferme une tonne de vitamines et de minéraux supplémentaire ainsi que des protéines. Sa texture s'apparente à celle du bœuf haché.

J'intègre également le quinoa à mes recettes de pâté chinois et de pain de viande. Lorsque je l'utilise dans la sauce à spaghetti, je verse la sauce sur une courge spaghetti (au lieu d'utiliser des pâtes).

Une portion de riz correspond à un moule à petit gâteau. Commencez à utiliser des assiettes plus petites et à manger du vrai riz brun. Si vous choisissez des aliments sains, ils vous sustenteront.

Les fruits et légumes contiennent beaucoup d'antioxydants, et nous en avons besoin parce que nous nous entraînons. Rappelez-vous : une banane équivaut à deux portions de fruits. Et la moitié du contenu de votre assiette devrait être constituée de légumes.

7

Alimentation et entraînement

Comment combattre la faim après une séance d'entraînement lorsqu'on essaie de perdre du poids? Il peut se révéler difficile de perdre de la graisse corporelle lorsqu'on essaie de garder son énergie pour remplir ses engagements hebdomadaires en matière d'entraînement.

Vous est-il déjà arrivé d'éprouver une faim *insatiable* après un entraînement? Vous devez vous préparer à cette éventualité. Déterminez toujours à l'avance quelle sera la collation que vous prendrez après votre entraînement et préparez-la. Apportez-la dans votre sac de sport. Autrement, la faim vous assaillira dès votre sortie du centre de conditionnement physique et vous risquez de saisir la première chose (bonne ou mauvaise) qui se présentera à vous avant même d'arriver à la maison.

Le syndrome de récompense après entraînement est un autre phénomène qu'il importe de reconnaître : parce que vous vous être entraîné, vous avez le sentiment d'avoir droit à une récompense. Puisque vous venez de brûler 400 calories, pourquoi ne pas vous permettre ce café à la vanille arrosé de crème fouettée ainsi que cette pâtisserie française? Et voilà que, 800 calories plus tard, vous avez un surplus de 400 calories à gérer. Si vous ne vous étiez pas entraîné, vous ne vous seriez probablement pas autorisé cette petite gâterie.

Faites attention de ne pas réduire à néant tous les laborieux efforts que vous avez déployés au centre de conditionnement physique. Pour cela, vous devez éviter les excès de calories qui vous donneront encore plus de mal à perdre du poids. Il arrive souvent qu'un participant me dise dans un de mes cours : *Je viens m'entraîner depuis des mois. Je me sens en meilleure forme, mais je ne perds pas de poids, ni de gras.* Si vous vous reconnaissez dans ce commentaire, examinez sérieusement la possibilité que vous soyez atteint du syndrome de récompense après entraînement.

Quoi manger avant un entraînement

Vous devez éviter de manger des aliments solides au moins une heure avant n'importe quel type de cours, ou deux heures avant un cours d'exercices cardiovasculaires d'intensité moyenne à élevée. Si vous vous entraînez tôt en début de journée, il ne vous est peut-être pas possible de manger deux heures avant votre séance d'entraînement. Alors, buvez une boisson énergétique/fouettée avant le cours, ou quelque chose du même genre. Pour ma part, j'opte pour les bananes avant une séance d'entraînement du matin. Je me fais habituellement une boisson frappée aux bananes avec de l'eau et des protéines en poudre.

Si vous vous entraînez à 18 h, prenez une collation vers 16 h. Avant un exercice d'endurance, optez pour un repas dont l'indice glycémique est faible (type de glucides qui n'entraîne que de légères fluctuations des niveaux de glucose sanguin et d'insuline). Vos performances s'en trouveront améliorées. Évitez les repas riches en gras parce que les graisses ralentissent le processus de digestion et de vidange de l'estomac.

- Essayez de vous en tenir à des quantités modérées de fibres et de protéines. Par exemple :
- Repas à base de pâtes (grains entiers)
- Flocons d'avoine, tels que müesli ou gruau
- Boisson fouettée aux fruits à base d'eau, de lait écrémé ou de lait de soya
- Yogourt nature avec fruits frais
- Sandwich à base de pain à grains entiers avec protéines maigres et laitue
- Gâteaux de riz avec beurre d'arachides ou ricotta et salsa (ma collation préférée)

Quoi manger pendant un entraînement

De l'eau, de l'eau, de l'eau! L'eau est la meilleure boisson qui soit, du moins avant l'entraînement et pendant un entraînement de moins de quatre-vingt-dix minutes. Si votre entraînement dure plus de quatre-vingt-dix minutes ou

L'eau de coco : une boisson énergétique naturelle

À ne pas confondre avec le lait de noix de coco. L'eau de coco est tirée de jeunes noix de coco et est claire. Le lait vient des noix de coco plus mûres. L'eau de coco est une boisson désaltérante naturelle qui vous aidera à vous réhydrater sans vous farcir tout le sucre ajouté à de nombreuses boissons énergétiques. Méfiez-vous des imitations auxquelles du sucre a été ajouté.

si vous avez tendance à suer abondamment, une boisson énergétique est avisée.

Les boissons énergétiques renferment du sodium, qui stimule l'absorption et diminue le débit urinaire. Combinés, ces effets favorisent la réhydratation mieux que l'eau seule. Vous pouvez aussi faire l'essai des gels si vous êtes un coureur, mais assurez-vous qu'ils sont fabriqués à partir d'ingrédients sains. Personnellement, j'utilise de l'eau de coco. Contrairement aux boissons énergétiques, c'est un produit sain et naturel.

Quoi manger après un entraînement

Deux choses à retenir :

- Au cours des trente minutes suivant votre séance d'entraînement, vous devez absorber des glucides. Apportez-vous quelque chose afin de pouvoir vous sustenter dans ces délais, un fruit ou autre aliment contenant des glucides. Le tissu musculaire ressemble à une éponge : il est couvert de gros trous et ceux-ci sont tout grand ouverts juste après votre séance d'entraînement. Si vous tardez à remplir ces trous (au moyen de glucides), votre prochaine séance d'entraînement vous paraîtra douloureuse. Les choses n'iront plus aussi bien.

- Au cours des deux heures suivant un entraînement musculaire, et parfois cardiovasculaire, vous devez manger des protéines. Vous avez donc souvent le temps de vous rendre à la maison pour en obtenir.

8

Antioxydants

Nous avons besoin d'antioxydants pour lutter contre l'acide lactique que produisent les muscles lorsque nous nous entraînons. Les antioxydants combattent les radicaux libres qui sont également libérés au cours de l'exercice et qui peuvent compromettre la défense naturelle du corps. Évitez également le surentraînement. Optez pour des aliments colorés. Voici quelques exemples de bons antioxydants :

- Courges
- Tomates
- Carottes
- Grenades
- Bleuets

> ## Un mot au sujet des boissons gazeuses de type « diète »
>
> De nombreuses personnes consomment des boissons gazeuses de type « diète » pour éviter d'ingérer trop de sucre. Éviter la consommation excessive de sucre est une bonne chose, mais pas si on remplace celui-ci par de l'aspartame.
>
> L'aspartame est un produit pernicieux : il dupe votre cerveau en l'amenant à croire que vous avez besoin de calories alimentaires additionnelles. Vous finissez donc par trop manger et prenez du poids au lieu d'en perdre! Votre corps ne reconnaît pas l'aspartame, ni les édulcorants artificiels.
>
> Si vous aimez les boissons gazeuses, optez pour de l'eau gazéifiée mélangée à du vrai jus (n'oubliez pas, aliments sains, pas artificiels). Les « spritzers » sont une bonne solution de rechange aux boissons gazeuses. Vous pouvez également essayer l'eau gazéifiée avec du citron pressé ou de la lime.

- Huile d'olive
- Gac (un puissant fruit de l'Asie du Sud-Est qui contient davantage de vitamine C et de lycopène que les oranges et les carottes)

Je prends des suppléments et des vitamines pour les os, les articulations et les antioxydants. Même si je me nourris bien, je fais également beaucoup d'exercice physique. Ces vitamines sont donc ma police d'assurance.

9

Consultez la liste des ingrédients

Lorsque vous achetez des aliments, assurez-vous de bien lire la liste des ingrédients. Même si quelqu'un vous conseille une marque particulière de craquelins ou de jus, ne lui faites pas aveuglément confiance. Permettez-vous de juger par vous-même, en lisant la liste des ingrédients. Cherchez à toujours parfaire vos connaissances.

Une bonne compréhension du flot d'information qui nous inonde tous les jours est le meilleur moyen de rester en bonne santé. Même si votre médecin vous recommande de manger du fromage fondu en tranches parce que c'est un produit laitier, ne le croyez pas. Vérifiez par vous-même. Même si une publicité télévisée soutient que le beurre à tartiner au chocolat et aux noisettes contient des protéines et qu'il convient d'en donner aux enfants, consultez le reste de la liste des ingrédients. Ne faites confiance à personne. Consultez les étiquettes!

Assurez-vous de manger uniquement des aliments sains. Vérifiez que tous les termes désignant les ingrédients mentionnés sont prononçables et que vous savez vraiment de quoi il s'agit.

Le sucre ajouté abonde dans presque tous les aliments préparés. Il suscite des envies et des dépendances envers des aliments dénués de toute valeur nutritive. Évitez les ingrédients dont le nom se décline en « ose », tel que le glucose, le fructose, le saccharose, le dextrose et autres. Privilégiez plutôt les sucres naturels : miel, sirop d'érable, stévia et agave.

Lorsque vous lisez l'information sur l'emballage, ne vous attardez pas uniquement au nombre de calories ou de grammes de gras. Lisez la liste complète des ingrédients. Plus courte est la liste des ingrédients, meilleur est le produit pour la santé. Vous devez être en mesure de déterminer la nature des ingrédients. Sinon, il y a fort à parier qu'il ne s'agit pas d'un aliment sain! Consommez des aliments sains. Consommez des aliments dont l'apparence n'a pas changé depuis leur récolte.

Magasinez dans les rayons extérieurs du supermarché. Ce sont les rayons de légumes, de produits laitiers et de viandes. Les allées sont habituellement réservées aux aliments préemballés et transformés. Ceux-ci sont souvent fabriqués à partir d'ingrédients qui ne sont pas de vrais aliments.

10

Faut-il manger bio?

C'est vous qui décidez dans quelles circonstances il importe d'opter pour des aliments biologiques. Parfois le prix est démesuré ou l'achat est illogique. Néanmoins, essayez de manger des produits biologiques lorsque vous le pouvez.

Mon mari et moi avons décidé il y a longtemps que l'important pour nous n'était pas le modèle de voiture que nous conduisons, l'apparence de la maison que nous habitons ou la

Les 20 fruits et légumes qui contiennent le plus de pesticides

Voici un classement, effectué par le Groupe de travail écologique, des produits qu'il est préférable de toujours acheter dans leur version biologique pour éviter les pesticides. Les pires à ce chapitre : les pêches.

1. Pêches
2. Pommes
3. Poivrons sucrés
4. Céleri
5. Nectarines
6. Fraises
7. Cerises
8. Poires
9. Raisins (importés)
10. Épinards
11. Laitue
12. Pommes de terre
13. Carottes
14. Pois verts
15. Piments forts
16. Concombres
17. Framboises
18. Prunes
19. Raisins (produits au pays)
20. Oranges

marque de vêtements que nous portons : ce qui importe pour nous, c'est la qualité des aliments que nous consommons pour notre corps. Notre santé est ce qui importe le plus. Quelle personne, âgée, riche et malade, ne donnerait pas sa fortune entière pour recouvrer la santé? À la maison, nous mangeons des aliments biologiques.

Pour commencer, vous pouvez essayer d'obtenir des fruits et légumes biologiques. Comme certains fruits et légumes sont davantage susceptibles d'être aspergés de pesticides, essayez d'opter pour des aliments biologiques dans ces cas-là. Si vous n'avez pas les moyens d'acheter tous vos fruits biologiques, consultez la liste dans l'encadré pour vous aider à faire vos choix.

Quoi qu'il en soit, *lavez* tous les aliments, même s'il s'agit d'un légume biologique. Il est entré en contact avec d'autres produits dans le magasin, dans votre voiture, dans le camion de livraison. Sans compter que d'autres personnes l'ont touché également.

Les 20 fruits et légumes qui contiennent le moins de pesticides

Voici, selon le Groupe de travail écologique, les produits qui contiennent le moins de pesticides. Classement du moins au plus chargé en pesticides :

1. Oignons
2. Avocats
3. Maïs sucré (congelé)
4. Ananas
5. Mangues
6. Asperges
7. Pois sucrés (congelés)
8. Kiwis
9. Bananes
10. Choux
11. Brocoli
12. Papaye
13. Bleuets
14. Choux-fleurs
15. Potirons
16. Melons d'eau
17. Patates douces
18. Tomates
19. Melons miel
20. Cantaloups

11

Conseils et idées de repas

Voici quelques exemples de repas faciles à préparer que j'aime bien :

Petit déjeuner

- Gruau (pas les sachets de gruau préparé; utilisez plutôt de l'avoine naturel versé dans de l'eau bouillante) sucré au moyen de quelques raisins secs, de canneberges ou de baies fraîches
- Céréales avec lait de soja non sucré :
  - o Céréales Ezekiel de *Food for Life*
  - o Céréales *Smart Bran* avec psyllium de *Nature's Path*
  - o *Optimum Slim* de *Nature's Path*

Mes salades préférées

Salade de melon d'eau

Melon d'eau en cubes
Féta en cubes
Concombres en cubes
1 c. à table d'huile d'olive
1 c. à table de vinaigre de vin rouge
1 c. à table de sirop d'érable
Basilic
Sel de mer
Poivre frais moulu
Servir dans un demi-melon d'eau

Salade de mangue

Épinards
Coriandre fraîche
Mangue
½ c. à thé de sauce de poisson
2 c. à table de vinaigre de riz
2 c. à table d'huile de tournesol
2 c. à table de sirop d'érable
Sel de mer
Poivre frais moulu

o Pain à rôtir *Squirrelly*, *Max Flax* ou *Big 16* de *Silver Hills* avec beurre d'arachides *Nuts to You*.

o Boisson frappée de protéines avec banane ou fruits surgelés, eau, huile de lin

Collations

- Galettes de riz minces *Real Food* avec fromage ricotta 7 % M.G. et salsa
- Barres de fruits « *Fruit to Go* » de *Sun-Rype*
- Barres de céréales de *Kashi*
- Moitié d'avocat avec thon *Raincoast* mélangé à du yogourt grec (au lieu de mayonnaise) dans la cavité
- Bâtonnets de légumes (en avoir toujours prêts dans le réfrigérateur parce qu'il est peu probable que vous vous mettrez à peler des carottes ou à couper des choux-fleurs dès que vous aurez une simple envie de grignoter)
- Dates Medjool

Mes salades préférées (suite)

Salade de couscous

Couscous
Pistaches
Canneberges
Raisins secs
Fromage Bocconcini
Tomates cerises
2 c. à table d'huile d'olive
2 c. à table de vinaigre de vin rouge
2 c. à table de sirop d'érable
Sel de mer
Poivre frais moulu

Salade d'épinards

Épinards
Avocat
Cœurs de palmier
Tomate
Germes (brocoli, pois, luzerne)
2 c. à table d'huile de noix
2 c. à table de vinaigre balsamique
2 c. à table de sirop d'érable
Sel de mer
Poivre frais moulu

- Pacanes, noix, amandes, pistaches (faire un mélange avec du vinaigre balsamique et du sel de mer et y ajouter des canneberges séchées, dattes et autres ingrédients)

Des boissons frappées protéinées à base d'eau

Repas du midi

- Une de mes salades préférées (voir encadré)
- Soupe de courge poivrée ou de courge musquée (simplement cuite à la vapeur, puis passée au mélangeur). Ajouter de la crème *Belsoy* et du basilic frais
- Sandwich au pain pita avec pois chiches, luzerne, épinards, avocat, tomates, yogourt grec nature
- Poitrines de poulet biologique grillées, coupées en cubes et conservées en portions individuelles dans de minis sacs en vue de rehausser de viande tout mets végétarien (je mange également de la viande de temps à autre)

Souper

- Pois chiches (les mettre dans la mijoteuse le matin, avec de l'eau, un oignon; ils seront prêts pour le souper) avec courge musquée et patates douces en cubes, poudre de cari
- Riz brun ou quinoa (dans un cuiseur à riz avec légumes dans l'étuveuse à légumes placée sur le dessus, le tout prêt à cuire lorsque vous serez de retour de votre entraînement; lorsque vous sortirez de la douche, le riz et les légumes seront prêts)

- Burgers de protéines végétales (quinoa, carottes râpées, courge zucchini rapée, champignons, œuf) avec champignon portobello en guise de pain
- Lentilles, fèves de lima, pois cassés mijotés avec des légumes (encore une fois, cuits à la mijoteuse)
- Courge spaghetti coupée en deux avec champignons dans la cavité servis avec une sauce à spaghetti maison au quinoa (j'utilise aussi le quinoa pour réduire la viande ou parfois je mélange le quinoa à une portion égale de bœuf haché extra-maigre biologique si j'ai des visiteurs qui sont amateurs de viande)
- Un beau morceau de poisson frais (sauvage et non élevé en ferme) grillé accompagné de salade et de légumes
- Pizza maison sur pain pita avec fromage ricotta, poulet, carottes râpées, oignons, champignons, fromage bocconcini, tomates et poivrons sur le dessus

Desserts :
1. Fruit (j'adore la mangue)
2. Yogourt grec avec fruits
3. Pouding *Belsoy* (sans produits laitiers)
4. Tarte aux framboises (croûte faite avec des céréales passées au mélangeur et huile de coco, amidon de tapioca et framboises fraîches avec, sur le dessus, yogourt grec nature sucré au sirop d'érable)
5. Vous avez de la visite et désirez un dessert décadent traditionnel, mais n'avez pas le temps de cuisiner? Essayez le mélange à carrés au chocolat sans blé ni gluten ou le mélange à gâteau classique à la vanille de *Pamela*.

Derniers conseils

- Mangez souvent – toutes les deux ou trois heures (glucides complexes et protéines maigres) et buvez de l'eau.
- Les fibres et les matières grasses (acides gras essentiels) sont vos meilleurs alliés.
- Mangez à la maison. Gardez le réfrigérateur rempli ou transportez votre repas dans une glacière si vous devez manger à l'extérieur.
- Préparez, préparez, préparez!
- Utilisez de petites assiettes pour mieux contrôler les portions (assiettes de neuf pouces)
- Ne sautez *jamais* le petit déjeuner et ne vous laissez *jamais* souffrir de faim.
- Faites de l'exercice quatre ou cinq fois par semaine (avec d'autres).
- Fixez-vous des objectifs à court terme et communiquez-les au monde entier! Vous serez ainsi davantage motivé à observer votre plan à la lettre. Dites aux gens qui vous entourent que vous ne mangez pas de déchets, que ce soit au travail, à la maison ou dans le cadre d'activités sociales.
- Prenez des photos et des mesures « avant » de commencer.
- Évitez les aliments raffinés, transformés et chargés de sucre.
- Mangez de vrais aliments! Complétez avec des vitamines et des suppléments.

Mes articles préférés

- Bouteille d'eau en aluminium et bouteille à mélanger
- Étuveuse à légumes / cuiseur de riz
- Mijoteuse
- Sirop d'érable (ma principale source de sucre)
- Galettes de riz (je préfère les minces)
- Épinards
- Amandes, noix
- Fromage bocconcini, féta, fromage ricotta
- Quinoa
- Œufs – faites-les bouillir et conservez-les dans leur coquille au réfrigérateur afin de disposer d'une source rapide de protéines (pas plus de cinq œufs par semaine)
- Huile de noix (première pression à froid de La Maison Orphée)
- Vinaigre balsamique
- Mes boissons frappées de protéines *My Victory*
- Mini-bouchées « *Fruit-to-go* » de *Sun-Rype*
- Haricots et pois chiches
- Dattes
- Avocats
- Sacs d'épicerie à isolation thermique munis d'une fermeture éclair
- Liste d'épicerie

Duff!

Il est important de pouvoir compter sur le soutien de quelqu'un. Dans mon cas, ce quelqu'un est mon mari, Duff. Pour vous, il peut s'agir d'un ami, d'un enfant ou de votre conjoint. Vous devez être sur la même longueur d'onde.

RAPPELEZ-VOUS :

Savoir et ne pas appliquer ce que l'on sait équivaut à ne rien savoir du tout.

Maintenant que vous le savez, qu'allez-vous faire?

Références utiles

Balch, James F., MD, et Phyllis A. Balch, CNC, *Prescription for Nutritional Healing: A Practical A-to-Z Reference to Drug-Free Remedies Using Vitamins, Minerals, Herbs and Food Supplements* (New York : Avery, 2006).

Freedman, Rory, et Kim Barnouin, *Skinny Bitch: A No-Nonsense, Tough-Love Guide for Savvy Girls Who Want to Stop Eating Crap and Start Looking Fabulous!* (Philadelphia : Running Press, 2005).

Fruit and Vegetable Pesticide Load, www.sixwise.com/newsletters/07/06/13/the_20_fruits_and_vegetables_with_the_most_pesticides_the_20_with_the_least__and_what_to_do.htm.

Jamie Oliver Food Revolution, www.youtube.com/watch?v=S9B7im8aQjo.

La Maison Orphée Inc., Huile de première pression à froid, http://maisonorpheel.com

Mayo Clinic, Basal Metabolic Rate, www.mayoclinic.com/health/metabolism/WT00006.

Pollan, Michael. *The Omnivore's Dilemma: A Natural History of Four Meals* (New York : Penguin, 2006).

Roizen, Michael F., MD, et Mehmet C. Oz, MD, *VOUS mode d'emploi : Le manuel du propriétaire* (New York : HarperResource, 2005).

Roizen, Michael F., MD, Mehmet C. Oz, MD, *YOU on a Diet: The Owner's Manual for Waist Management* (New York: Free Press, 2006).

Whole Grains Council, http://wholegrainscouncil.org/search/node/canada%20stamp.

Whole Grains Council, http://www.wholegrainscouncil.org/whole-grain-stamp/government-guidance.

Au sujet de l'auteure

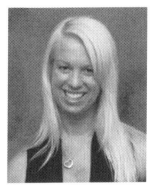

Nathalie adore les gens. Elle s'intéresse sincèrement à leur comportement. Elle cherche à comprendre leur façon de penser et prête une oreille attentive aux mots qu'ils utilisent et qui incarnent leur conception de la réalité. Pour elle, le cerveau est la structure la plus complexe de l'univers et elle croit que nous pouvons tous l'exploiter davantage, mieux et autrement. Elle est persuadée que nous possédons tous en nous tout ce dont nous avons besoin pour donner le meilleur de nous-mêmes. Nous pouvons choisir qui nous voulons être, y compris sur les plans de la santé, du bonheur et du bien-être!

Elle travaille comme « coach de vie » auprès de ses clients, en séance individuelle. Elle exploite ses compétences en programmation neurolinguistique (PNL) pour aider les gens à définir leurs aspirations et à les réaliser. Qu'il s'agisse de perdre une dizaine de livres, de trouver un conjoint, de changer une mauvaise habitude, de cesser de fumer, de régler un problème relationnel, de faire avancer une carrière, de tomber enceinte, etc., ses clients obtiennent d'excellents résultats.

Originaire de Québec, au Canada, elle enseigne la danse et le conditionnement physique depuis vingt-cinq ans. Elle a vécu à Toronto pendant huit ans. Alors qu'elle enseignait auprès de GoodLife Fitness, elle a reçu le titre d'instructrice en conditionnement physique de l'année pour le Canada en 2006 et, en 2008, elle s'est classée parmi les cinq finalistes à l'obtention de ce même titre. Son mari et elle ont déménagé en Colombie-Britannique en 2009, où elle enseigne toujours le conditionnement physique et donne des cours de Zumba dans la localité de White Rock, où ils résident présentement.

Elle détient le titre de spécialiste en formation personnelle, qui lui permet d'établir des programmes d'entraînement personnalisés à l'intention de ses clients. Enfin, elle possède le titre de spécialiste en nutrition et mieux-être, qui a servi de base principale à la rédaction du présent ouvrage.

TANT QU'À ÊTRE,
SOYEZ À VOTRE MEILLEUR!

Nathalie Plamondon-Thomas
Coach de vie, instructrice spécialisée en conditionnement physique, formatrice personnelle,
spécialiste en nutrition et mieux-être, AIM, NLP, Zumba
Les Mills BODYATTACK, BODYPUMP, BODYFLOW, BODYSTEP, BODYCOMBAT, BODYJAM, RPM
Newbody, Schwinn, Yoga, Resist-A-Ball, BOSU, Zumba, Zumba Toning, ZumbAtomic, Zumba Sentao, Gymstick,

Stott Pilates Foam Roller, Kettleball, Gliding, BodyFit
Parmi les cinq finalistes au titre d'instructrice en
conditionnement physique de l'année 2008 auprès de
GoodLife Fitness Canada
Instructrice en conditionnement physique de l'année 2006
auprès de GoodLife Fitness Canada

DNA COACH DE VIE
Coach de vie, entraînement privé, conditionnement
physique, nutrition, gestion du poids, PNL, Zumba
www.dnacoachdevie.com

nathalie@dnalifecoaching.com

REMERCIEMENTS

Nos sincères remerciements à :

Mario Plamondon pour la traduction du livre.

Sonia Plamondon pour l'aide à la correction du livre.